Comment prendre du temps pour soi ?

par Raphaëlle Julie H.

 50MINUTES.fr

COMMENT PRENDRE DU TEMPS POUR SOI ?　　5

POURQUOI EST-IL DIFFICILE DE S'ACCORDER DU TEMPS ?　　7

Le manque de temps, le malaise d'aujourd'hui ?

Où file le temps ?

Le manque d'organisation

La peur de prendre son temps

La difficulté de s'autoriser à faire passer son bien-être avant celui de l'autre

L'absence de conscience de soi et de son environnement

RETROUVER DU TEMPS POUR VIVRE　　16

Un programme pas à pas

Apprendre à s'organiser

Des méthodes pour vous aider

À l'avenir, ne vous oubliez plus !

Derniers conseils

FAQ　　28

Que signifie prendre du temps pour soi ?

Pourquoi est-ce si difficile de prendre du temps pour soi ?

Comment s'autoriser à faire passer, de temps à autre, son bien-être avant celui des autres ?

Comment faire le tri entre ce qui nourrit et ce qui encombre ?

Comment s'organiser et s'accorder le temps nécessaire pour être serein au quotidien ?

Comment rester relié à celui que nous sommes vraiment ?

POUR ALLER PLUS LOIN　　33

COMMENT PRENDRE
DU TEMPS POUR SOI ?

- **Problématique ?** Entre le travail, les amis, la famille, les courses et les repas, nous sommes nombreux à nous démener pour réussir à tout boucler. Mais où file donc ce temps si précieux dont nous aimerions bien profiter ? Comment nous reconnecter à nos besoins et à nos vraies envies ?
- **Objectif ?** Prendre conscience de la manière dont nous prenons soin de nous-même et de notre temps, et apprendre, grâce à de simples clefs, à gérer notre existence plus paisiblement.
- **FAQ ?**
  - Que signifie prendre du temps pour soi ?
  - Pourquoi est-ce si difficile de prendre du temps pour soi ?
  - Comment s'autoriser à faire passer, de temps à autre, son bien-être avant celui des autres ?
  - Comment faire le tri entre ce qui nourrit et ce qui encombre ?
  - Comment s'organiser et s'accorder le temps nécessaire pour être serein au quotidien ?
  - Comment rester relié à celui que nous sommes vraiment ?

Prenez-vous le temps de vous retrouver, de vous ressourcer et de vous écouter ? Vivez-vous la vie comme une succession de bonheurs ou comme une montagne de contraintes auxquelles il faut faire face ?

Que ce soit pour allier vie professionnelle et familiale, amicale et sportive ou encore artistique et idéologique, beaucoup d'entre nous courent de tous côtés. L'envie de correspondre à une certaine image ou le désir de se réaliser tout en remplissant son devoir nous pousse à accepter des situations dans lesquelles nous ne respectons plus notre vraie nature. Nous oublions de prendre soin de notre corps, voire de notre équilibre mental, et pouvons même avoir l'impression de fonctionner comme un automate. Prisonniers de ce système, nous ne savons plus ouvrir les portes qui mènent à l'échappée belle.

Si la vie est précieuse, elle peut aussi bien nous ressourcer que nous épuiser. Tout dépend de la façon dont nous l'abordons et dont nous gérons notre relation aux autres, à notre environnement et à nous-même. Prendre conscience de la manière dont nous organisons nos journées, nos activités et nos moments de repos peut être une première étape. La seconde sera d'apprendre à écouter nos besoins et nos désirs les plus profonds. Si cela demande un peu d'imagination, d'organisation ou encore d'un certain lâcher-prise, il est possible de s'octroyer du temps pour soi, afin de vivre une existence équilibrée et épanouissante. Nous n'avons qu'une seule vie et il serait dommage de passer à côté !

POURQUOI EST-IL DIFFICILE DE S'ACCORDER DU TEMPS ?

LE MANQUE DE TEMPS, LE MALAISE D'AUJOURD'HUI ?

Durant des siècles, nos ancêtres ont vécu au rythme des saisons et de la nature. Aujourd'hui, depuis la révolution industrielle, les machines nous assistent dans nos tâches ouvrières, ménagères et administratives. Pourtant, notre qualité de vie n'en semble pas forcément améliorée. Pris dans une course infernale, nous n'avons plus le temps de nous arrêter... Plus le temps de vivre ! Nous nous sentons empêtrés dans un tourbillon continuel, dans un monde où tout va trop vite.

Il nous est, par conséquent, de plus en plus difficile de reprendre notre souffle dans une société où nous devons faire face à de plus en plus d'exigences, d'informations et de sollicitations. Les médias nous abreuvent quotidiennement d'images plus désolantes les unes que les autres. Les inquiétudes pour l'avenir sont nombreuses, qu'elles concernent le chômage, l'écologie ou la montée de la violence. Pourtant, comme l'affirme Marcelle Auclair (écrivaine française, 1899-1983) dans *Le Livre du bonheur*, la joie, l'amour et le bonheur existent bel et bien. Le choix nous appartient de décider de nous focaliser sur les détresses du monde ou, au contraire, d'adopter une vision positive de la vie. Mais peut-être nous manque-t-il certaines clefs pour y parvenir ?

Faisons ensemble le bilan de la façon dont vous vous octroyez du temps pour être en harmonie avec vous-même. Nous analyserons par la suite les pièges qui empêchent une juste répartition de vos diverses occupations dans la vie. Nous aborderons enfin la notion de plaisir qui devrait être érigée en art de vivre. Mais éprouver ce genre de sentiment dans nos gestes quotidiens n'est pas aussi évident qu'il n'y paraît, tant nous sommes déconnectés du moment présent. Pour y parvenir, nous avons besoin de temps pour nous recentrer sur l'essentiel et sur nous-même. Redonnons-nous la place que nous méritons réellement dans notre propre existence. Mais, si nous souhaitons vivre plus librement, nous devons tout d'abord prendre conscience de notre manière de fonctionner.

OÙ FILE LE TEMPS ?

Le conte d'Ève aux rêves dormants

Venise, ville de l'amour, des délices sucrés-salés, des masques bariolés… tout un programme ! Ève rêve d'y emmener son amoureux. Mais chaque fois qu'elle réserve le week-end enchanteur, une épine lui pique le doigt ! Et hop… Ève reporte le rêve au lendemain.

Si vous demandez à Ève pourquoi elle ne parvient pas à s'octroyer son city-trip, elle vous répondra qu'elle n'a pas le temps parce que sa meilleure amie l'a appelée en catastrophe, parce que sa mère déménage ou parce que son patron vient de lui confier un nouveau dossier. La jeune femme a la sensation de ne plus pouvoir gérer son temps. Elle se sent continuellement envahie par ce qu'Alec MacKenzie, un chercheur américain et auteur du célèbre ouvrage

The Time Trap : The Classic Book on Time Management, appelle les « voleurs de temps ». Il s'agit de tous ces éléments qui phagocytent l'organisation tant professionnelle que privée.

Alec MacKenzie a classé ces éléments perturbateurs en deux catégories :

- **les voleurs externes**. Il s'agit d'éléments extérieurs qui viennent perturber ce que vous faites ou déranger votre organisation, tels que notamment le téléphone, les réseaux sociaux, les réunions ou encore les repas d'affaires ;
- **les voleurs internes**. Il s'agit, par exemple, du manque d'organisation, de l'impossibilité de déléguer, du perfectionnisme, de la mauvaise gestion du temps, etc.

Si les facteurs chronophages externes sont faciles à détecter, les causes internes, elles, sont plus insidieuses. Il est donc important d'analyser vos comportements pour détecter les éléments qui sollicitent beaucoup de votre temps au quotidien.

Pour comprendre la façon dont vous fonctionnez, il est nécessaire de vous observer. Votre carnet est le lieu idéal pour faire le point.

Régulièrement, tracez deux colonnes et placez-y d'un côté les voleurs internes, de l'autre les externes. Notez-y tout ce qui, selon vous, vous fait perdre du temps. Soyez sincère. Ce cahier n'appartient qu'à vous !

Voleurs internes :	Voleurs externes :

LE MANQUE D'ORGANISATION

Le sens de l'organisation est une compétence personnelle et subjective. Elle varie en fonction de la personnalité, de l'éducation ou encore de la culture de chaque individu. Si elle n'est pas évidente à mettre en place, vous devez pourtant apprendre à vous organiser si vous souhaitez changer vos mauvaises habitudes. En effet, un aménagement bien rodé de votre emploi du temps vous permettra d'accomplir vos tâches quotidiennes tout en vous autorisant des moments de pause, essentiels pour un bon équilibre mental et physique.

LA PEUR DE PRENDRE SON TEMPS

La Tortue ou l'Histoire de la petite Rose

Il était une fois une petite tortue prénommée Rose qui marchait trop lentement. Ses proches lui disaient constamment : « Dépêche-toi ! Dépêche-toi ! » Un jour, elle décida d'aller plus vite, mais, depuis lors, elle était triste.

Alors que vous n'étiez encore qu'un enfant, vous avez appris à tout faire rapidement. À l'école comme en famille, vous deviez vous adapter au rythme de la collectivité. Alors que la rapidité était sans doute encouragée, prendre son temps, à l'inverse, pouvait être perçu comme un signe de paresse ou encore comme un manque de vitalité. Pourtant, les enfants ont tous un rythme personnel. S'ils sont respectés dans leur dynamique, ils savent comment faire les choses en y mettant du cœur. Ils possèdent tous de multiples talents. L'important est de les laisser se développer avec patience.

À l'image de la petite Rose qui s'est adaptée à la vitesse, la plupart d'entre nous ont fait de même. Mais à quel prix ? Nous ne pouvons nier les dépressions, les burn out et autres carences en communication. Ces syndromes se manifestent souvent tardivement et sont dus en grande partie au refoulement de nos besoins réels.

N'ayant pas reçu l'autorisation de vivre selon nos rythmes naturels, nous nous retrouvons coincés dans un système où nous oublions de rire, de rêver et de profiter. Et si les enfants avaient raison ? Si prendre son temps pour faire les choses avec amour était la clef du bonheur ? Si nous n'avons pas reçu cette autorisation, nous la donnerons-nous aujourd'hui ?

LA DIFFICULTÉ DE S'AUTORISER À FAIRE PASSER SON BIEN-ÊTRE AVANT CELUI DE L'AUTRE

Nous avons presque tous appris à nous occuper des autres avant de prendre soin de nous-même. Et lorsque nous ressentons le besoin de nous recentrer, nous avons la sensation d'être égoïste. Ce sentiment de culpabilité, nous le ressentons en grande partie à cause de la société actuelle. Celle-ci tend en effet à nous faire considérer ce besoin vital comme de l'égoïsme ou de l'indifférence. Pourtant, comment pouvons-nous donner à l'autre ce dont il a besoin si nous nous sentons vides ?

À VOTRE CARNET

Un soir, isolez-vous avec votre cahier pendant un moment. Choisissez un lieu que vous aimez : il peut s'agir de votre chambre, de votre véranda, ou tout simplement d'un arbre sous lequel vous vous sentez bien.

Faites le bilan de la journée et tentez de dissocier ce que vous avez fait pour les autres de ce que vous avez fait pour vous.

Pour les autres :	Pour moi :

Dans quelle case situez-vous votre travail ? Et les moments partagés avec vos enfants ?

Après avoir analysé vos réponses, écrivez et complétez cette phrase : « Aujourd'hui, j'ai pris du plaisir à... » Cela vous aidera à faire apparaître les éléments qui, même s'ils ont été faits pour autrui, vous ont apporté quelque chose de positif.

L'ABSENCE DE CONSCIENCE DE SOI ET DE SON ENVIRONNEMENT

Où es-tu Tristan ?

– Ce gars, il est complètement perché !

– Mais non ! C'est un rêveur.

C'est l'histoire d'un p'tit gars mystérieux. Il erre, au fil des jours, d'un trottoir à l'autre, s'abritant sous les ponts. Les années passent, sa barbe grandit. Quand un jour, un oiseau se pose sur son épaule et lui siffle sa mélodie. Tristan est parcouru de frissons. À son tour, il retrouve sa voix et ses chansons d'autrefois. Et voilà notre p'tit gars qui chante, aujourd'hui, à l'opéra !

Concept rendu célèbre par le sociologue belge Marcel Bolle de Bal (né en 1930), la « reliance » est l'acte de se connecter à soi-même tout en étant relié à ce qui nous entoure. Il s'agit, en quelque sorte, d'atteindre une conscience globale de son être et de son environnement et de s'ancrer fermement dans la réalité. La reliance implique une présence physique et mentale de l'individu dans chaque chose qu'il entreprend. Avez-vous déjà remarqué que quelqu'un de distrait semble absent du contexte, voire de lui-même ? Comment en effet participer à sa propre vie si l'on en est manquant ? Être présent, c'est avant tout avoir un bon ancrage, habiter son corps et utiliser ses sens et son intuition pour appréhender le monde qui nous entoure.

Mais, dans une société où l'on prône l'intelligence cartésienne, sommes-nous encore éveillés à nos sensations physiques ? À nos émotions ? À notre intuition ? Notre connexion au monde se fragilise lorsque nous courons sans cesse et que nous oublions de respirer. Sans cette reliance, ne perdons-nous pas notre lien avec l'univers ? Ne risquons-nous pas de faire au lieu d'être ? De fonctionner au lieu de nous impliquer ? C'est ce que confirme l'auteure belge Colette Nys-Mazure (née en 1939) :

> « Ce n'est pas la répétition des gestes et des mots, l'hallucinante succession des saisons qui nous usent, mais notre absence à cette marche, notre défaut de présence à ce miracle continu [la vie]. » (*Célébration du quotidien*, Paris, Desclée de Brouwer, 1997)

DU TAC AU TAC

Répondez à ces quelques questions spontanément :

- Êtes-vous attentif à ce que vous ressentez ?
- Quels sont les odeurs, les images et les bruits qui vous entourent en ce moment précis ? Décrivez-les. Qu'éprouvez-vous ?

Et qu'en est-il de vos émotions ? Comme le dit poétiquement Marie-Pascale Coenraets, une auteure belge, les émotions sont à l'âme ce que le sang est au corps. Elles véhiculent l'ouverture ou la fermeture à la vie. Mais alors, pourquoi en avoir peur ? Si vous les acceptez et que vous réfléchissez à ce qu'elles signifient pour vous, elles deviendront d'excellentes guides. Mais, si vous les reniez, elles risquent de prendre le pouvoir sur vous et de vous fragiliser. Pourriez-vous encore les comprendre lorsqu'elles déferleront sur vous comme un tsunami ?

DU TAC AU TAC

Répondez à ces quelques questions de manière spontanée :

- Que ressentez-vous là, tout de suite ? Êtes-vous tranquille ? Êtes-vous habité par une émotion ? Si oui, laquelle ? Quelle serait sa couleur ? Savez-vous à quoi est-elle liée ?
- Avez-vous l'habitude d'exprimer ce que vous ressentez ? Pouvez-vous partager votre vécu avec d'autres ? Vous sentez-vous compris ?

RETROUVER DU TEMPS
POUR VIVRE

UN PROGRAMME PAS À PAS

Apprendre à vous poser et à vous organiser s'avère de grands défis à relever ? Vos habitudes semblent ancrées comme des tatouages dans la peau ? Bien que cela soit tout à fait normal, ce genre de manie ne devrait pas vous empêcher de goûter vous aussi à la vie et de retrouver du temps pour vous, à condition bien sûr de vous fixer des objectifs réalistes... et d'y aller pas à pas !

Jeanne est maman d'un petit garçon malade. Depuis deux ans, elle s'en occupe avec un amour infaillible, nuit et jour.

« Je reçois de l'aide. Mon compagnon est formidable ! Mais comment trouver des moments pour souffler ? Comme je ne trouvais pas de réponse à ma question, j'ai décidé de rencontrer une conseillère. Voyant mon état de fatigue – surtout psychologique –, elle m'a proposé de prendre trois minutes par jour pour m'arrêter. Trois minutes, ça paraît peu. Pourtant je n'y arrivais pas ! Nous avons alors fixé un objectif qui me semblait plus réaliste : trois secondes par jour. Lorsque je sortais de la douche, je m'arrêtais trois secondes pour inspirer profondément. Un bon début !

Je suis ensuite passée à l'étape suivante : chaque matin, en position du lotus, je m'offre dix minutes pour respirer. Je visualise alors ma journée tranquillement. Ça n'a l'air de rien, mais ça me met d'emblée dans de bonnes dispositions ; je démarre plus détendue ! »

Pour reconquérir un espace-temps à soi, il faut mettre en place des jalons et persévérer. Il est nécessaire de s'imposer une discipline et de s'obliger à programmer des moments pour soi. S'obliger, oui ! Comme cette jeune maman qui s'est forcée à s'octroyer quelques secondes de répit par jour. À force de travail, elle est finalement parvenue à s'accorder dix minutes par jour pour souffler et se recentrer. Un bel accomplissement !

La persévérance est également extrêmement importante. Comme le souligne Daniel Sévigny, auteur et formateur québécois en gestion de la pensée, notre cerveau est conditionné par nos croyances et nos expériences. À force d'être répétées, nos pensées ont créé des circuits neuronaux. Pour venir à bout de nos mauvaises habitudes qui ont, elles aussi, créé des circuits que l'on qualifie de négatifs, nous devons répéter une nouvelle action durant 21 jours. Pour que le changement soit effectif, il faut donc prendre du temps. Pourquoi ne pas vous y mettre dès aujourd'hui en adoptant un nouveau comportement ou en récitant une pensée positive durant trois semaines pour en faire une nouvelle habitude ?

Si l'on en croit le moine bouddhiste Thich Nhat Hanh (né en 1926), pouvoir goûter l'instant présent ne serait ni une qualité ni une question de foi, mais une question de pratique !

Accrochez-vous donc à votre souhait de profiter de la vie, quoiqu'il arrive, et persévérez ! D'autres personnes nous ont prouvé que cela en valait la peine. Ainsi, Dominique Glocheux s'est retrouvé paralysé à la suite d'un accident. Pour tout moyen d'expression, il n'a plus qu'un seul doigt. Un doigt avec lequel il écrit des livres éblouissants. Son message : « C'est doux, la vie ! » (GLOCHEUX (Dominique), *C'est doux la vie*, Paris, Flammarion, 1998)

APPRENDRE À S'ORGANISER

Un lieu de vie structuré

Sylvain est écrivain. Il travaille chez lui, un appartement bruxellois de 60 m² qu'il partage avec sa femme et leurs deux enfants. Très vite, ils ont manqué de place.

> « Je finissais par ne plus retrouver mes textes. Quand je m'occupais des enfants, je ne gérais ni leurs vêtements ni leurs peluches. À la cuisine, c'était encore plus déprimant : un vrai capharnaüm ! Finalement, le désordre est devenu une obsession. Je n'arrivais plus à me concentrer sur autre chose. Or nous n'avions pas les moyens de louer un plus grand appartement ; je me sentais piégé.
>
> Un jour, une amie est passée à la maison. Nous nous sommes tous rassemblés et nous avons trié, vendu, donné, et investi dans l'achat de meubles et caisses de rangement. Notre nid est devenu plus douillet. Nous avons moins d'affaires, mais tout a désormais une utilité ! »

Pour pouvoir se sentir bien chez soi, il est nécessaire d'organiser son espace de vie. Créez un endroit qui vous ressemble et que vous aimez. Pour ce faire, pensez aux odeurs, aux matières et aux couleurs qui vous plaisent.

ASTUCE

Voici le conseil d'une famille qui parvient à garder un cadre de vie structuré et en ordre : « On remplit un tableau des charges ensemble… Et on s'y tient ! » Pourquoi n'en feriez-vous pas autant ?

Ne négligez pas les bénéfices d'un bon nettoyage de printemps. Au Japon, par exemple, la fête du Nouvel An est grandiose. Les réjouissances qui durent plusieurs jours débutent par l'*Oosoji*, un nettoyage de toute la maison par tous ses habitants.

À votre tour, réunissez votre famille. Choisissez une musique stimulante et lancez-vous ! Videz les étagères, retournez les greniers, frottez les planchers ! Souvenir inoubliable. Succès garanti ! Votre petit nid n'en sera que plus douillet.

Pour l'organisation, suivez ces cinq conseils :

- faites le tri et revendez les affaires dont vous n'avez plus besoin en brocante ou donnez-les à des organismes spécialisés ;
- investissez dans des meubles et accessoires de rangement ;
- trouvez la place qui convienne à chaque objet. Cela vous évitera de devoir le chercher lorsque vous en aurez besoin ;
- faites toujours tout au fur et à mesure au lieu de laisser les choses s'accumuler ;
- répartissez les tâches entre les membres de la maison.

Un emploi du temps organisé

Dès le matin, planifiez par écrit votre journée dans votre agenda. Notez-y vos rendez-vous, vos obligations, le temps de relâche que vous vous accordez. Votre emploi du temps doit être le plus réaliste possible et ce même si vous avez l'impression de crouler sous le travail. Ne négligez pas les moments qui vous permettront de vous retrouver, de vous ressourcer. En vous organisant correctement, vous pourrez vous offrir du temps pour souffler. Il se peut d'ailleurs que vous en ayez déjà fait l'expérience. Comprenez bien que personne ne vous demande de vous astreindre un rythme qui vous oblige à courir partout et tout le temps. Consultez votre agenda régulièrement, il sera votre guide.

Gardez-vous des soirées libres pour vous consacrer à vos passions et des week-ends à partager entre amis ou avec vos enfants. Débranchez votre ordinateur ou votre téléviseur certains soirs, et essayez autre chose !

Les « voleurs de temps » maîtrisés

Maintenant que vous connaissez l'existence des « voleurs de temps », avez-vous pu identifier certains envahisseurs extérieurs ? Avez-vous également décelé les problèmes internes perturbant la fluidité de votre gestion du temps ? Peter Drucker (expert en management, 1909-2005), a démontré que seuls les voleurs de temps internes posent un véritable problème. Autrement dit, les envahisseurs extérieurs gagnent du terrain dans vos vies, car vous leur laissez la possibilité d'y entrer !

Prenons l'exemple d'un patron d'entreprise qui est toujours en retard. Il se plaint d'avoir à faire le travail de tous ses employés, ce qui le détourne de ses vrais objectifs. Il a la sensation de ne rien terminer. Peu à peu, ses clients expriment leur mécontentement. Si cet homme analysait la situation, il réaliserait que le problème ne vient pas de ses employés, mais de lui, car il ne parvient tout simplement pas à déléguer. À force de vouloir tout contrôler, il ne contrôle plus rien du tout !

Pour en finir avec les voleurs internes, il faut apprendre à les repérer. Lorsqu'une situation pose problème, le mieux est de prendre le recul nécessaire pour analyser les faits. Il faut pouvoir se remettre en question. Comment en êtes-vous arrivé à supporter une telle situation ? Qu'avez-vous mis en place pour cela ? Quelles sont les peurs qui vous poussent à agir de la sorte ? Si vous êtes dérangé par des hôtes extérieurs, ménagez-vous des périodes d'isolement. Échafaudez des stratégies pour être au calme lorsque vous en ressentez le besoin.

Vous devrez également établir vos limites afin de ne pas accepter tout ce que l'on vous propose au point de ne plus avoir une minute à vous. Si les choses doivent être faites, déléguez. Et surtout, soyez attentif à votre fonctionnement. Pour paraphraser Jean-Louis Servan-Schreiber (né en 1937), l'auteur de *L'Art du temps*, maîtriser son temps, c'est se maîtriser soi-même.

Suivre son propre rythme et prendre du plaisir

Apprenez tout d'abord à connaître vos besoins vitaux en répondant à ces quelques questions :

* Combien d'heures de sommeil sont nécessaires à votre équilibre ?
* Quel est votre rythme naturel ? Êtes-vous plus efficace le matin ou le soir ?
* Aimez-vous flâner dans les rues ou préférez-vous aller courir au parc pour vous détendre ?
* Qu'est-ce qui a tendance à vous revitaliser : la sieste ou la danse ?
* Qu'est-ce qui vous rend nerveux ? Malheureux ?
* Au contraire, qu'est-ce qui vous fait du bien et vous rend heureux ?

Quand vous réaliserez que vous pouvez ralentir, un monde de possibilités s'ouvrira à vous ! Vous pourrez, par exemple, redécouvrir la cuisine, le jardinage, l'apprentissage d'une langue, etc. En bref, toutes les choses qui vous faisaient envie, mais que vous ne vous accordiez pas.

Ne vous culpabilisez pas de prendre du plaisir, de vous accorder du temps pour rêver. La vie est un cadeau. Le bonheur se niche souvent dans la simplicité du quotidien. Regarder un oiseau se poser, manger une tarte au chocolat, se déguiser, se balader au clair de lune… Autant de petits moments qui ouvrent nos sens, nous apaisent ou nous remplissent de joie.

Écoutez vos vraies envies et suivez-les. Soyez également à l'écoute de ce que votre corps vous dit : fatigue, besoin de cocooning, envie de courir, de crier, d'aimer, etc. Soignez-le. Soignez-vous. Et félicitez-vous d'y arriver !

Madeleine était une mère comblée de quatre enfants. Mais lorsque ceux-ci ne l'aidaient pas dans les tâches ménagères, il lui arrivait de claquer la porte et de saisir ses clefs pour fuir une heure dans sa voiture. C'était sa façon à elle de dire que la goutte avait fait déborder le vase. C'est que Madeleine donnait tout, parfois même trop. Alors quand elle craquait, elle le faisait vraiment !

> « Mais un jour, j'ai découvert quelque chose qui a changé ma vie. Je me suis offert une pause *Paris Match* ! Un magazine, un café et un chocolat fourré. L'instant était divin !
>
> Quand je prends ma pause *Paris Match*, ils le savent tous, il n'est pas question de venir me déranger. C'est ma bulle d'air, mon moment à moi ! »

Autorisez-vous de la fantaisie ! La vie n'est pas une prison ! Elle est, au contraire, le terrain idéal pour s'ouvrir, apprendre, grandir et prendre des risques. Regardez les enfants, ils apprennent en jouant. Chaque jour, ils jouent, rient et expérimentent. Soyez comme eux : amusez-vous dès que vous en avez l'occasion ! « Le bonheur est simple comme bonjour » ; « il en faut peu pour être heureux » ; « le bonheur c'est le plaisir sans remord » : toutes ces expressions sont là pour vous rappeler que vous aussi, vous pouvez atteindre l'épanouissement personnel, pour autant que vous vous en donnez le droit.

À VOTRE CARNET

Dressez la liste de vos envies. Pourquoi ne pas prendre pour exemple celle qu'a dressée la chanteuse Rose (née en 1978) dans sa chanson *La Liste* ?

Penser à soi

Dans *L'Art de la générosité*, Lucinda Vardey et John Dalla Costa nous rappellent la nécessité d'être en accord avec soi-même avant de donner de son temps aux autres.

> « Le temps est le plus généreux des cadeaux. [Il] peut s'étirer ou se prolonger si vous savez où vous en êtes personnellement lorsque vous le partagez. » (Vardey (Lucinda) et Dalla Costa (John), *L'Art de la générosité*, Vanves, Marabout, 2010)

Vous avez besoin de vous occuper de vous, de connaître vos besoins et vos limites avant de pouvoir être un pilier pour l'autre. Vous êtes la priorité sans laquelle vous n'êtes pas capable de donner. Il est évident qu'une personne qui s'épuise à donner toute son énergie sans se soucier d'elle-même finit par ne plus rien pouvoir partager du tout. Il est donc important de se recentrer sur soi pour prendre soin de ses besoins vitaux et s'accorder bonheur et réconfort. Avant tout, il faut apprendre à se respecter en mettant des limites et en osant dire non.

Nous avons tous en nous un petit enfant qui ne demande qu'à être dorloté. Apprenez à l'écouter et à vous occuper de lui. Il est notre retour à l'enchantement, à l'enracinement, notre nature véritable. Vous pouvez, par exemple, vous imaginer comme un arbre dont les racines sont solidement ancrées dans le sol ; au milieu de celui-ci, venez y lover votre enfant intérieur, bien à l'abri.

Oser mettre des limites et dire non

Il n'est pas toujours facile de dire non, parce que l'on craint souvent de décevoir. En faisant plaisir à l'autre, nous sommes en effet reconnus pour notre générosité. Pourtant, savoir poser des limites est essentiel et bénéfique à toute relation, qu'elle soit sociale, professionnelle ou amoureuse. Être capable de dire non permet de garder le contrôle de nos choix et donc de notre temps. Souvenez-vous que le vrai cadeau est celui donné librement et de bon cœur.

Vous n'êtes d'ailleurs pas tenu de justifier une décision ou un refus, mais si cela vous permet d'être en paix avec vous-même, n'hésitez pas à en discuter avec votre interlocuteur. Exprimez-vous clairement et calmement, et partagez ce que vous ressentez.

Se reconnecter aux choses essentielles

Avant d'être mère, Iris était selon ses termes un bulldozer. Elle abattait une grande quantité de travail chaque jour, et se concentrait pleinement sur ce qu'elle avait à faire. Lorsque sa petite fille, Nina, est née, un sentiment d'urgence s'est emparé d'Iris : celui de poser un regard différent sur l'existence. Elle a dès lors décidé de diminuer son temps de travail.

> « Je ne voulais pas être une mère fonctionnelle. J'ai appris à prendre le temps de vivre. [...] Grâce à Nina, j'ai découvert qu'il pouvait y avoir du plaisir partout ! Ma vie n'est plus un monde de corvées et d'obligations. Je crois que je suis devenue plus sensuelle. Avec Nina, je marche pieds nus dans l'herbe, je respire le linge qui sort de la machine, j'apprends le massage aux huiles et l'auto massage. Je parle même à mes poules ! »

Grâce au concept de reliance, vous savez maintenant qu'il est important de vous connecter à votre personne (votre corps, votre vécu, vos rêves), au monde qui vous entoure (la nature, les êtres vivants) et au temps (votre passé, votre présent). Soyez donc attentif à :

- **vos sensations physiques.** Vivez, ressentez avec vos sens ;
- **vos émotions.** Elles sont les couleurs du temps qui passe ;
- **votre intuition**. Écoutez cette petite voix intérieure. Elle sait ce qui est juste pour vous.

L'essentiel est ici et maintenant. Ce qui nous relie au tout, c'est notre présence à nous-même. De petits rituels peuvent nous connecter au bonheur : partager un café avec sa voisine chaque samedi, admirer le ciel aux côtés de son amoureux chaque soir, allumer une bougie lors d'un simple repas, etc.

DES MÉTHODES POUR VOUS AIDER

Certaines techniques, dont les mérites ne sont plus à démontrer, peuvent vous aider à devenir plus zen et à mieux profiter de l'instant présent.

Le bouddhisme zen

Les pratiques bouddhistes de méditation et d'éveil, issues du Japon et de la Chine (originairement d'Inde), sont universellement reconnues pour leurs bienfaits. De nombreux scientifiques ont démontré les vertus de la méditation sur le cerveau humain : elle apporte un sentiment de plénitude, de meilleures aptitudes à prendre des décisions, une détente physique et psychologique, une présence à soi, etc.

Parmi celles-ci, le *Zazen*, qui signifie littéralement « être assis sans rien rencontrer », nous amène à un état de non-attente, de lâcher-prise. Comme en témoigne Nicolas Gounaropoulos, qui enseigne cette posture depuis 20 ans :

> « Dans l'espace du lâcher-prise s'élèvent spontanément des qualités comme la joie, la compassion. Tout l'art va être ensuite de laisser "infuser" cet espace au sein de notre expérience conditionnée (travail, vie de famille). » (« Shi Deng Sangha », in *Shi Deng Sangha.be*)

La pleine conscience

La pleine conscience est une technique de relaxation et de connexion à soi. Adaptée à nos cultures, cette méditation se base sur celle du Vipassana. Respiration, maîtrise de l'esprit, compréhension de ses comportements, connaissance de soi et, enfin, détachement de toutes pensées encombrant l'esprit en sont les différentes étapes. Ces techniques de relaxation sont parmi les plus anciennes d'Inde. Il y a 2 500 ans, elles étaient le remède aux maux universels. Aujourd'hui, la pleine conscience est pratiquée dans les milieux hospitaliers où elle fournit des résultats spectaculaires sur les malades atteints de troubles psychiatriques. Cette méthode connaît également un important succès dans les écoles et dans les entreprises.

La sophrologie

La sophrologie est une méthode de relaxation et de visualisation basée sur la respiration. Durant les séances, un psychologue guide l'apprenant à l'aide de techniques d'auto-apaisement. Les exercices corporels proposés sont assez simples. Ils apprennent au participant à se connecter à ses sensations et à les accepter, tout en lui permettant d'acquérir des outils qui lui seront utiles au quotidien.

À L'AVENIR, NE VOUS OUBLIEZ PLUS !

Gardez à l'esprit que, chaque jour, c'est vous qui tenez les rênes de votre vie. Prendre du temps pour vous épanouir n'est ni un luxe ni un caprice, mais une nécessité absolue !

DERNIERS CONSEILS

- Tenez à jour votre agenda et organisez vos journées.
- Osez dire non et posez des limites.
- Apprenez à déléguer et à accepter de l'aide lorsque vous en avez besoin.
- Prenez le temps de souffler. Si vous vous sentez envahi par le stress, la fatigue ou la lassitude, arrêtez-vous un instant et respirez profondément.
- Lorsque vous vous sentez perdre le contrôle, prenez du recul et analysez la situation calmement.
- Faites le point chaque soir à l'aide de votre carnet. Vous êtes-vous autorisé un moment de plaisir ? Avez-vous correctement géré vos tâches ?
- Gardez à l'esprit que votre regard sur la vie peut changer votre quotidien. Adoptez une attitude positive.
- Soyez attentif à ce que vous ressentez. Votre corps vous envoie des signaux à ne pas négliger si vous voulez maintenir votre équilibre personnel.
- Ne vous jugez pas et ne culpabilisez pas de prendre du temps pour vous.

FAQ

QUE SIGNIFIE PRENDRE DU TEMPS POUR SOI ?

« Le temps, c'est de l'argent », dit l'adage. Mais après quoi courons-nous ? Après l'argent ou après le temps qui passe ?

Concrètement, prendre du temps pour soi, c'est, par exemple, s'octroyer quelques minutes de répit chaque jour pour souffler, pour débuter une activité épanouissante, pour accomplir un rituel qui nous met en joie ou pour profiter de la vie tout simplement.

Le temps ne devrait-il pas être avant tout le moyen de vivre harmonieusement notre relation avec nous-même, avec le monde qui nous entoure et avec nos proches ?

POURQUOI EST-CE SI DIFFICILE DE PRENDRE DU TEMPS POUR SOI ?

Plusieurs raisons peuvent nous empêcher de profiter librement de notre temps. Parfois, nous ne parvenons pas à être à l'écoute de nos besoins, de nos désirs ou de nos limites. À d'autres moments, nous nous laissons envahir par des « voleurs de temps » que nous n'identifions pas. Il arrive que nous ne gérions pas correctement notre emploi du temps par manque d'organisation. Enfin, il se peut que nous ne nous donnions pas l'autorisation de penser à nous et de profiter des bons moments.

COMMENT S'AUTORISER À FAIRE PASSER, DE TEMPS À AUTRE, SON BIEN-ÊTRE AVANT CELUI DES AUTRES ?

Par gentillesse ou par manque de courage, certaines personnes ne savent pas dire non et font systématiquement passer les besoins des autres avant les leurs. Elles le regrettent généralement, car cette incapacité à poser des limites provoque en elles une souffrance qu'elles communiquent bien souvent à leur entourage.

Il est dès lors indispensable de réaliser que, donner de son temps, c'est donner de l'écoute, de l'aide pratique, des conseils, etc. C'est un cadeau. Et un cadeau devrait toujours être offert librement et de bon cœur.

COMMENT FAIRE LE TRI ENTRE CE QUI NOURRIT ET CE QUI ENCOMBRE ?

Pour dresser la liste des éléments qui vous aident à vous épanouir et ceux qui vous en empêchent, vous devez prendre du recul et analyser ce que vous vivez. Lorsque vous aurez distingué les activités qui vous procurent du plaisir de celles qui vous sont néfastes, vous pourrez évoluer.

Il se peut que, par exemple, vous vous sentiez envahi par des biens matériels auquel cas il est urgent de procéder à un tri, de donner, d'évacuer. Si vos relations posent problème, observez de quelle façon vous placez vos limites, comment vous agissez avec vos collègues ou avec vos proches. Osez-vous dire non ? Vous sentez-vous coupable de vous octroyer la jouissance de votre propre temps ?

Prenez les différentes situations dans lesquelles vous vous trouvez et analysez-les. Quels sont les bienfaits que vous en retirez ? Quelles sont celles qui deviennent des sources de stress ou d'angoisse ? Imaginez ensuite ce que vous pouvez mettre en place pour remédier à ce qui ne vous permet pas d'être en accord avec vous-même. N'oubliez pas que, bien souvent, nous sommes nos propres saboteurs.

Les sages tibétains nous rappellent qu'un esprit obsédé par le passé ne permet pas de profiter de l'instant présent. Il en va de même des incertitudes quant à l'avenir qui nous éloignent du moment réel. Le passé peut apporter un éclairage sur la situation présente, tout comme se projeter dans l'avenir peut aider à bâtir ses projets. Mais il est important de garder à l'esprit que certaines obsessions ne sont pas constructives et vous empêcheront de vous épanouir.

COMMENT S'ORGANISER ET S'ACCORDER LE TEMPS NÉCESSAIRE POUR ÊTRE SEREIN AU QUOTIDIEN ?

Dès que vous manquez de temps pour vous, vous vous retirez de votre existence. Fatigue, nervosité et anxiété apparaissent aussitôt et font que vous n'êtes plus vous-même.

Une bonne organisation peut vous aider à travailler efficacement, à respecter votre rythme naturel et à vous octroyer des moments de pause pour vous détendre et penser à vous.

Pour vous aider, veillez à :

- observer la façon dont vous fonctionnez ;
- repérer les facteurs chronophages de votre quotidien et tenter de les maîtriser ;
- organiser efficacement votre journée ;

- répartir équitablement les tâches journalières ;
- vous arrêter pour prendre du recul ;
- vous autoriser des moments de détente ;
- écouter vos envies et respecter vos besoins.

Prendre un moment pour nager, pour bricoler, pour recevoir se faire masser ou encore pour lire est indispensable. Il faut s'autoriser la joie de découvrir, de partager et de se reconnecter à ce qui nous fait vibrer.

COMMENT RESTER RELIÉ À CELUI QUE NOUS SOMMES VRAIMENT ?

Les scientifiques reconnaissent l'existence d'une zone du cerveau qui s'active lorsque nous utilisons notre intuition, ce qui prouve qu'elle existe bel et bien. Comme l'explique le Dr David O'Hare dans son livre *Intuitions*, notre voix intérieure nous aide à prendre de meilleures décisions.

Restez donc connecté à vos envies et soyez attentif à vos besoins. Soyez à la fois l'enfant qui prend plaisir dans ce qu'il fait et la mère protectrice qui veille à son bien-être.

Soyez pleinement vous-même et réalisez vos rêves. « Le rêve, nous dit Jade, ne s'use que si l'on ne s'en sert pas. » (GARAGNON (François), *Jade et les Sacrés Mystères de la vie*, Épagny, Monte-Cristo, 2001)

Votre avis nous intéresse !

*Laissez un commentaire sur le site de votre libraire en ligne
et partagez vos coups de cœur sur les réseaux sociaux !*

POUR ALLER PLUS LOIN

RÉFÉRENCES BIBLIOGRAPHIQUES

- ANSELME (Carine), « Méditer transforme votre cerveau », in *Bio info magazine*, n° 118, avril 2012.
- ARCHIMBAUD (Jeannine), « Jeannine Archimbaud, passeur d'histoires », in *Lareliance.com*, consulté le 10 août 2015.
  http://www.lareliance.com/
- ASSOCIATION MINDFULNESS, « Association pour le développement de la *Mindfulness* », in *Association-mindfulness.org*, consulté le 9 août 2015.
  http://www.association-mindfulness.org/
- AUCLAIR (Marcelle), *Le Livre du bonheur*, Paris, Seuil, 2003.
- BENOIT (Anne), *La Zen Attitude des paresseuses*, Vanves, Marabout, 2007.
- BIOLLEY (Everard de), « Everard de Biolley, praticien en PCI, sophrologue : Gestion de nos émotions au quotidien », in *Gestion-emotion-quotidien.be*, consulté le 10 août 2015.
  http://www.gestion-emotion-quotidien.be/
- COENRAETS (Marie-Pascale), *Et si j'ouvrais la porte de mon sixième sens ?*, Wavre, Mols, 2012.
- CRAWFORD (Ilse), *La Maison du bien-être*, Paris, Armand Colin, 1998.
- DELHAMENDE (Marie-Andrée), « Zen », in *Agenda Plus*, n° 191, octobre 2007.
- GARAGNON (François), *Jade et les Sacrés Mystères de la vie*, Épagny, Monte-Cristo, 2001.
- GLOCHEUX (Dominique), *C'est doux la vie*, Paris, Flammarion, 1998.
- GLOCHEUX (Dominique), *Le Bonheur c'est les autres*, Paris, Flammarion, 1999.

- GOUNAROPOULOS (Nicolas), « Shi Deng Sangha », in *Shi Deng Sangha.be*, consulté le 12 août 2015.
  http://www.shidengsangha.be/
- HANH (Thich Nhat), *La Sérénité de l'instant*, Paris, J'ai lu, 2009.
- HANH (Thich Nhat), « Thich Nhat Hanh », in *Thich-nhat-hanh.fr*, consulté le 12 août 2015.
  http://www.thich-nhat-hanh.fr/
- LENOIR (Frédéric), *Petit traité de vie intérieure*, Paris, Plon, 2010.
- NYS-MAZURE (Colette), *Célébration du quotidien*, Paris, Desclée de Brouwer, 1997.
- O'HARE (David) et PHILD (Jean-Marie), *Intuitions*, Vergèze, Thierry Souccar, 2011.
- SERVAN-SCHREIBER (Jean-Louis), *L'Art du temps*, Paris, Fayard, 1983.
- SINGER (Christiane), *Où cours-tu ? Ne sais-tu pas que le ciel est en toi ?*, Paris, Albin Michel, 2001.
- TOLLE (Eckhart), *Le Pouvoir du moment présent*, Outremont, Ariane, 2000.
- VARDEY (Lucinda) et DALLA COSTA (John), *L'Art de la générosité*, Vanves, Marabout, 2010.

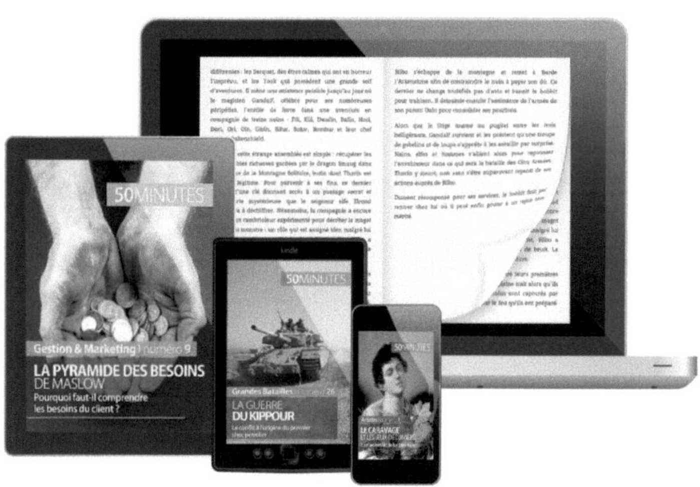

Éditeur responsable : Lemaitre Publishing
Avenue de la Couronne 382 | B-1050 Bruxelles
info@lemaitre-editions.com

ISBN ebook : 978-2-8062-6755-9
ISBN papier : 978-2-8062-6756-6
Dépôt légal : D/2015/12603/329
Photo de couverture : © Alliance - Fotolia.com.
Couverture : © Lisiane Detaille